AF474978

LE

CHOLÉRA

moyens préventifs

GUÉRISON ASSURÉE

PARIS
IMPRIMERIE TYPOGRAPHIQUE CELLARIUS
22, RUE DE L'HOTEL-COLBERT, 22

PRÉFACE

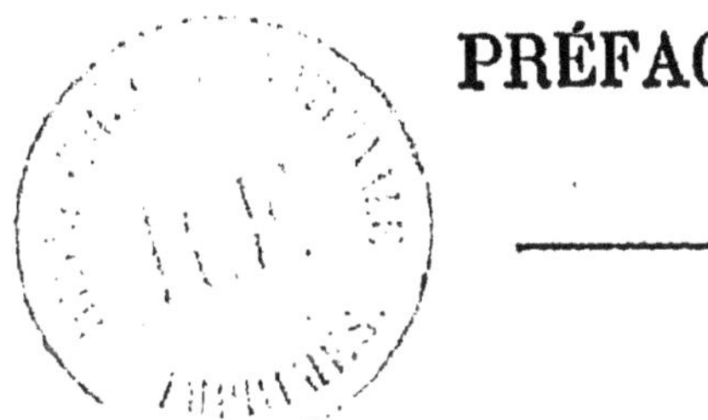

Le but de cette brochure est surtout de réunir sous les yeux du lecteur, tout ce qui a été dit, fait et essayé à propos du **Choléra**.

Après avoir parcouru ces pages il sera facile de se rendre compte de la situation actuelle du fléau, et de prendre, au point de vue préventif les meilleures dispositions indiquées par la science moderne ; et, au point de vue curatif, d'appliquer les remèdes que commandent les circonstances.

Pour faciliter les recherches nous avons divisé cette compilation en trois parties :

La *premiére*, comprend tout ce qui a été dit sur les causes du choléra.

La *deuxième*, indique tout les moyens préventifs recommandés par les savants et les médecins.

Et enfin la *troisième*, indique tous les remèdes connus et arrive à cette conclusion que le plus efficace et le plus facile à administrer est celui indiqué par le P. Janin page 30 et suivantes.

Ces trois parties sont semées d'anecdotes et d'appréciations comiques dont le but est d'entretenir la gaité du lecteur et de le prémunir contre la peur, ce redoutable auxiliaire du choléra.

LE CHOLÉRA

1re PARTIE

Origine et Causes

Historique du Choléra

Sous ce titre, nous recevons d'un de nos compatriotes l'étude suivante :

Autant qu'on en peut croire les relations des plus anciens voyageurs, *le Choléra* est bien originaire de l'Inde. En effet, dès la plus haute antiquité, on le trouve répandu dans la Haute-Asie, dans l'Inde et dans la Chine.

Les populations qui habitent l'immense delta formé par le *Gange* et le *Brahmapoutre* sont visitées tous les cinq ans au moins, tous les deux ans et même chaque année, par le terrible fléau qui semble avoir élu domicile dans ces contrées et où il sévit *endémiquement*.

Les habitants de Calcutta, Cawnpore, Allahabad, Arcot, prés de Madras et Bombay sont toujours les premiers atteints.

Les causes de cette maladie endémique sont attribuées d'abord à la chaleur torride qui règne dans ces parages : Vaste delta cité plus haut qui a 3650 kilomètres de superficie, et où les eaux amassent des détritus putréfiés, provenant soit des végétaux, soit des cadavres d'animaux charriés par le Gange, soit même des cadavres d'hommes que les superstitions religieuses des Indous, leur font un devoir sacré de livrer aux caprices du fleuve, après les avoir préalablement déposés sur un lit fait de branches et de feuilles.

Tout cela ajouté aux eaux boueuses qui stagnent et engorgent continuellement les embouchures de ce grand fleuve, ne peut que rendre la vallée du Gange naturellement féconde en miasmes délétères.

D'autres causes encore, mais secondaires, engendrent cette maladie qui devient alors épidémique : les vastes rassemblements des pelerins, dans les villes saintes, pour y célébrer leurs fêtes religieuses. Il est rare que deux ou trois jours après leur installation dans une de ces villes, le choléra n'éclate pas au milieu de cette réunion d'hommes, en grande partie misérables, salement vêtus, et ne connaissant absolument rien de ce que nous nommons l'hygiène.

Quoiqu'il en soit de ces observations de nos savants touristes, le choléra, lui aussi, voulut être touriste à son tour : il commença à prendre des allures voyageuses en 1817, et, prenant de plus en plus goût à ces pérégrinations, il pénétra en Europe en 1823.

Vers le mois d'Août de 1817, *le Choléra* éclata dans l'Inde et sur deux points opposés ; à Chittagond et à Patna ; l'année suivante il atteignait Calcutta, envahissait l'Indoustan, jusqu'au Carnatic et enfin tout le littoral jusqu'à Madras, Nagpoor et la côte de Bombay. En 1819 il visita Ceylan et le Coromandel, la presqu'île de Malacca, l'empire des Birmans, Aracan, Ada ; les îles de Sumatra et jusqu'à l'île de France (Maurice) et Bourbon (La Réunion) ; En 1820, Java, Bornéo les Philippines, Manille et Batavia sont atteints par l'infatigable marcheur. En 1821 on le trouve à Macassar, à Madura en même temps qu'à Mascatte, en Arabie d'ou il gagne tout le littoral du golfe Persique, et poursuivant toujours sa course vagabonde, il visite la Perse, la Syrie : Bassora, Alep, Alexandrette ; puis la Cochinchine et la Chine jusqu'à Pékin et Canton.

Après cette première invasion le fléau s'assoupit jusque vers 1829; mais cette même année, de la Perse, où il n'avait cesé de sévir, il se propage dans la Boukharie, les steppes de la Tartarie, à l'est de la mer Caspienne et ravage la Sibérie d'où il pénètre en Russie à Saliane. Enfin le 20 Septembre 1830 le choléra désolait l'empire des czars et entrait à Moscou. Là, il fut effroyable, en deux mois il moissonnait de sa terrible faulx 4,385 victimes.

Au mois d'Avril 1831, nous le retrouvons à Varsovie et le mois d'Août de la même année il parcourt la Prusse et l'Autriche, gagne les provinces baltiques et de là pénètre dans l'Angleterre, par Sunderland ; le 27 janvier 1832 il est à Edimbourg et le 10 février à Londres.

La France ne pouvait échapper aux embrassements de cet hôte sinistre qui débarquait à Calais le 15 mars 1832 et arrivait à Paris le 26 du même mois. Il se répandit par toute la France. Notre capitale fut fortement éprouvée et pour la première fois dût payer un large tribut au fléau indien : dans 6 mois le *choléra* emportait 18,406 victimes sur 645,694 habitants, soit plus de 23 décès par 1,000 âmes. De France il passe en Hollande et chevauchant par dessus les mers, il va visiter le Canada et on le trouve à Québec le 8 juin 1832. Le 15 juin 1833 il est au Portugal, en Espagne en 1834 et dans le Midi de la France en 1835.

Jusqu'en 1845 le choléra fit le mort et laissa l'Europe en repos, mais il avait conservé son foyer destructeur dans la péninsule indienne et de là s'irradiant de nouveau il pénètre dans la Satarie, en Perse, passe en Egypte par Bagdad et la Mecque et dans le Caucase à Tauris et à Silis, ravage à nouveau les bords de la mer Caspienne, et pénètre en Europe, pour la troisième fois, par Astrakan, en 1847. Au mois de septembre de la même année il rentre à Moscou, et, par une autre voie, à Constantinople.

Il se réveille avec le printemps de 1848 et visite Saint-Pétersbourg, Varsovie, Stettin, Amsterdam, Rotterdam et l'Angleterre, encore par Sunderland. La France va être atteinte une deuxième fois, et le choléra y débute par Calais et Lille vers la fin de 1848; Dieppe, Fécamp et Rouen sont pris au commencement de 1849; le 7 mars de la même année il fait son apparition à Paris et de là s'irradie dans la France entière, l'Italie, les ports de la Méditerranée et gagne la côte d'Afrique. Le nouveau continent ne fut pas à l'abri du fléau et l'Amérique fut visitée par lui à Chagres et à Panama.

L'épidémie de 1849 durait 9 mois à Paris et lui faisait payer un tribut de 16,165 victimes.

La troisième invasion ne nous vient pas de l'Inde, mais de foyers secondaires; le choléra mal éteint dans les provinces baltiques, se montre une troisième fois en France. Il est à Copenhague en 1853 et, sans le suivre dans ses pérégrinations fantastiques, qu'il nous suffise de dire qu'il rentre à Paris au mois de novembre de 1853, qu'il y sévit durant 14 mois et y fait 9,219 victimes.

La quatrième épidémie et la dernière avant celle qui frappe Toulon, Marseille et une partie de la Provence, la quatrième, disons-nous qui atteignit la France en 1865, nous vint directement des pays orientaux Le choléra éclata à la Mecque parmi des pélerins musulmans (dont la saleté est traditionnelle) et y fit des milliers de victimes avec une telle rapidité que la peur fit décamper les fils de Mahomet. Ils se dispersèrent qui, à Suez; qui, à Alexandrie; qui, à Constantinople. Le choléra n'épargna aucune des villes où ils se réfugièrent et nos paquebots l'apportèrent à Marseille en juin 1865; de Marseille il ravagea toute la Provence, s'étendit au midi de la France et de l'Espagne, *sans atteindre les villes intermédiaires* il entrait à Paris le 23 septembre 1865, pour ne finir qu'en janvier 1867. La Capitale avait gardé cet hôte incommode durant 17 mois et lui avait compté 12.000 victimes.

Comme on a pu s'en rendre compte par ce qui précède, le choléra va augmentant en durée et diminuant en intensité. Ainsi à Paris l'épidémie de 1832 dure 6 mois et fait 18.406 victimes; celle de 1849 dure 9 mois et fait 16.165 victimes; celle de 1853-54 dure 14 mois et fait 9.219 victimes; celle de 1865-66-67 dure 17 mois et fait 12.000 victimes.

Bien des personnes après avoir constaté ce que nous venons d'exposer aux yeux du lecteur, craignaient voyant les épidémies se rapprocher et s'étendre en durée, que le choléra ne demeurât parmi nous à l'état endémique comme sur les bords du Gange où il a pris naissance. Leur crainte était mal fondée, car si de la première épidémie 1832, à la deuxième de 1849, il y a 17 ans d'intervalle; de 1849 à 1853-54, un répit de 4 ans; de 1854 à 1865, 11 ans de repos; de 1867 à l'épidémie actuelle 1884 il y a eu une longue acalmie de dix-sept ans. Rien donc n'est plus contingent chez nous que l'apparition de ce fléau qui préoccupe tant nos sociétés savantes. On serait même en peine de lui assigner un semblant de périodicité, tout ce qu'il y a de certain, d'indéniable, c'est qu'en Europe le choléra n'apparut pour la première fois qu'en 1823 (avant 1817 il était circonscrit dans la péninsule indienne), et qu'il ne pénétra à Paris et en France qu'en 1832.

C'est donc à un voyageur étranger et jeune que nous avons à faire. Sa première apparition nous fit peur : aujourd'hui plus familiarisés avec lui, il nous est facile de le vaincre et de le chasser au moyen des remèdes prophylactiques que nous avons à notre portée et dont nous ne disposions pas dès le pricipe. Quoi qu'il en soit, nous ajouterons avec un de nos confrères que le meilleur moyen de le combattre, c'est d'user de beaucoup de tempérance et surtout de s'ingurgiter quelques grammes d'hygiène et d'énergie.

(Yvtapléon)

La vérité sur le choléra

Le doute n'est plus permis, l'épidémie qui sévit à Toulon est bien le choléra asiatique.

Voici la conversation que le correspondant du *Gaulois* vient d'avoir avec le savant docteur Koch :

Toulon, 16 juillet, 4 h. soir.

Ce matin à la première heure, je me suis présenté chez le docteur Koch, mais je n'ai pu le voir, car il était parti pour Saint-Mandrier.

En rentrant à l'hôtel, j'ai trouvé une carte par laquelle le savant professeur me faisait savoir, très courtoisement, qu'il se tenait à la disposition du correspondant du *Gaulois*.

Je me suis aussitôt rendu auprès du docteur allemand, avec lequel j'ai eu la conversation suivante :

— Quel est le caractère de votre mission ?

— Je suis envoyé par le gouvernement allemand pour étudier le caractère de l'épidémie. En Allemagne il n'y a pas, comme en France, une Académie de médecine. Je n'ai passé que quelques heures à Paris, où j'ai vu le ministre, qui a reconnu le caractère officiel de ma mission.

— Qu'avez-vous observé depuis votre arrivée ? Votre opinion est-elle faite ?

— Absolument. Le choléra est évidemment asiatique. Je partage l'avis de tous les médecins là-dessus.

— Avez-vous fait des autopsies ?

— Non, pas encore. A Saint-Mandrier, ce matin, j'ai vu mourir un cholérique, mais il était malade depuis quatre jours, par conséquent, il n'était pas assez frais pour me permettre de faire les observations nécessaires. J'attends donc un cas foudroyant: de là dépend mon séjour ici, car, au point de vue purement de l'origine de l'épidémie, elle ne m'offre aucun doute. Le choléra vient d'Extrême-Orient, et avec les relations qu'il y a avec ces contrées lointaines, la transmission est forcée.

— Vous savez quelle est la grande discussion à Toulon ? Est-ce la *Sarthe* ? qui a apporté le choléra, n'es-ce pas la *Sarthe ?* Ne pensez-vous pas que les microbes auraient pu venir du large ?

— Par l'air ?

— Oui.

— Jamais! Les microbes ne peuvent se transmettre que par le corps humain, par les déjections ou par du linge humide contenant des déjections. J'estime même qu'au bout de quelques jours, une huitaine, le linge infecté ne doit plus contenir des microbes dangereux.

— Mais alors les précautions prises pour les bagages sont inutiles et simplement vexatoires ?

— Absolument. Le danger réside dans les intestins. Or, vous ne pouvez pas y atteindre avec les fumigations extérieures.

— Vous avez vu les résultats des autopsies faites par les docteurs Roux et Strauss ?

— Oui.

— Y avez-vous reconnu les mêmes microbes que ceux recueillis par vous en Egypte, d'abord, aux Indes ensuite ?

Oui, oui.

— Le docteur Roux a fait seize autopsies. Comment sont ces microbes ? comment les distinguez-vous ?

— Les microbes sont microscopiques, infiniment petits, vous le pensez bien, affectant une forme crochue, incolore. et nous les distinguons en les plongeant dans une mixture d'aniline à laquelle on peut donner diverses couleurs, pour distinguer les corps qu'elle conserve. Comme instruments pour reconnaître les microbes, j'ai mis à la disposition de ces messieurs ceux dont je me suis servi pour la phthisie, car j'ai découvert la présence de microbes chez les phthisiques.

— Et au point de vue de la propagation du fléau en Europe, quelle est votre opinion ?

— Le fléau ira en Allemagne, je n'en doute pas, et partout, du reste; car, du moment qu'il a un foyer comme Toulon, il doit se répandre partout, et je répéterai à mes compatriotes ce que je viens de vous dire.

Telle est ma conversation avec le docteur Koch, qui dîne ce soir avec les docteurs Roux et Strauss.

* * *

Chacun donne son mot sur les origines du choléra de Toulon. Le *Soir* en a trouvé une qui nous semble un peu tirée par les cheveux, et il l'annonçait en ces termes il y a quelques jours :

Le *Montebello*, construit en 1811, a servi, en 1855, au transport des troupes qui prirent part à la campagne de Crimée; classé, plus tard, hors de service, il sert en ce moment de magasin; on y a rassemblé les effets réformés, et, dans un coin, à fond de cale, les médecins de Paris ont découvert des vieilles gibernes et de vieux shakos qui ont été ramenés de Sébastopol ou qui n'ont plus été portés depuis lors.

Or, on sait que le choléra a décimé les troupes devant Sébastopol; l'équipement de rebut, entassé dans les salles basses du *Montebello*, a servi jadis à des cholériques; ce sont là des faits indéniables.

Quelles ont été cependant, cette fois-ci, les deux premières victimes ? Les matelots qui avaient justement la garde de ces gibernes et de ces shakos. Et quand ont-ils été frappés ? Peu d'heures après avoir déplacé, pour la première fois depuis 1856, quelques-unes de ces défroques.

Voilà des shakos et des gibernes qui auraient conservé bien longtemps leur essence pestilentielle. Vingt-huit ans, c'est un chiffre.

Le fait a cependant frappé un médecin berlinois qui l'a étudié et vient d'envoyer au *Tageblatt* le résultat de son étude. Voici les principaux paragraphes de sa lettre :

« Je ferai remarquer, ajoute-t-il, que l'état actuel de nos connaissances concernant les bacilles ne nous permet pas de nous prononcer sur le temps pendant lequel ils peuvent propager l'épidémie, et je citerai un fait qui a été observé au sujet de la peste orientale par le frère de M. Henri Heine, M. Maximilien Heine, conseiller d'État et médecin militaire en Russie.

« Dans l'histoire qu'il a publiée concernant la peste qui a sévi en 1837 à Odessa, M. Heine constate que des uniformes qui avaient appartenu à des soldats morts de la peste, et que l'on n'avait pas touchés depuis près de cinquante ans, ont propagé cette épidémie lorsqu'on les a employés de nouveau.

« L'examen de ces faits a un côté tout à fait sérieux et peut grandement contribuer à faire touver le moyen d'empêcher la propagation du choléra.

« En effet, si l'on admet que les bacilles possèdent la faculté de propager la maladie pendant un temps très long, il n'y a que le feu qui puisse empêcher sûrement la contagion.

« Il faut alors brûler tous les effets ayant appartenu à des cholériques, et l'État ou la commune devront remplacer à leurs frais les vêtements des indigents qui viennent d'être guéris du choléra ou dont les parents viennent de mourir de cette maladie. »

Le médecin berlinois conclut en outre à la nécessité de l'incinération des personnes mortes du choléra. On est rassurant, en Allemagne !

C'est la faute aux Anglais

Quand une calamité se produit en un coin quelconque du globe, il faut chercher l'Anglais.

Le professeur Drasche vient de faire un long article dans le *Journal médical* de Vienne pour démontrer que l'Angleterre est responsable du choléra qui sévit en ce moment à Toulon, et qui menace de s'étendre par toute l'Europe.

M. Drasche, qui a soigné, on se le rappelle peut être, le comte de Chambord, démontre que les vaisseaux français ont pris le germe du mal infectueux au contact des navires anglais à Suez.

On sait, du reste, que ce peuple d'égoïstes s'est efforcé de ne prendre aucune précaution pour répandre, comme à plaisir, le fléau par toute l'Europe

* * *

L'affolement des premiers jours commence à se calmer ; nous en sommes fort heureux, car, en matière d'épidémie, il est aussi funeste que le mal.

Il paraît démontré que le choléra asiatique est à Toulon ; mais il n'a pas la violence des attaques d'autrefois ; c'est un choléra avec lequel on peut raisonner, c'est-à-dire que l'on peut prévenir, par une sage gygiène et que l'on peut guérir par un traitement approprié.

Tout porte à croire que le mal restera dans l'extrême midi. S'il devait monter dans le nord, toutefois, nous serions prêts ; les précautions hygiéniques sont observées scrupuleusement.

à l'Académie de médecine

Réunion importante à l'Académie de médecine, où MM. Brouardel et Proust ont rendu compte en détail de leur voyage d'exploration à Toulon et à Marseille.

Depuis longtemps la salle des réunions de la rue des Sts-Pères, n'avait réuni dans ses murs une aussi nombreuse assemblée.

Le monde savant s'était rendu en foule pour entendre les renseignements du plus haut intérêt fournis par les deux courageux savants.

M. Brouardel a raconté jour par jour, heure par heure, ce qu'il a vu et fait à Toulon et à Marseille.

Il a expliqué pour quel motif les dépêches qu'il envoyait au gouvernement laissaient planer quelques doutes sur la nature du choléra.

C'est qu'en effet, n'ayant pu absolument rien saisir sur la façon dont le choléra aurait été importé de l'Inde chez nous, il y avait lieu d'espérer que nous nous trouvions aux prises avec un choléra endémique né sur place et qui, dans ce cas, ne devait pas s'étendre.

Les symptômes du choléra asiatique et du choléra sporadique

sont à ce point semblables, qu'il n'était possible de se prononcer qu'après avoir étudié minutieusement la marche de l'épidémie.

Cette marche est aujourd'hui connue.

Des cas se sont produits à Marseille et dans plusieurs petits villages des environs de Toulon, où des conditions d'hygiène sont pourtant excellentes, ce qui aurait dû, si le choléra était de nature locale, s'opposer à son développement hors de Toulon.

Le savant professeur, après avoir donné communication de quelques dépêches qui venaient de lui arriver à l'instant de Toulon, déclare qu'il n'y a plus à en douter et que c'est bien le choléra asiatique qui sévit à Toulon et dans la région.

Toutefois, ajoute-t-il et ceci est particulièrement important à noter, ce choléra indien se présente avec des caractères bénins. La mortalité se maintient dans des proportions restreintes. Les cas graves sont rares, tandis que la grande majorité des malades atteints sont en voie de guérison.

Il n'y a donc pas lieu de s'alarmer et si, par prudence, il convient de prendre les mesures les plus rigoureuses pour maintenir l'épidémie dans les limites rassurantes qu'elle conserve, il ne faut pas que ces précautions soient pour la population une cause de trouble et d'affolement.

Plus que jamais il faut être calme, respecter rigoureusement les préceptes d'hygiène et ne sortir sous aucun précepte, des habitudes de sobriété et de propreté qui sont les meilleures sauvegardes contre toute atteinte.

L'opinion du Docteur Bouchardat

Il est hors de doute pour moi, a dit le célèbre professeur à un de nos confrères, que le choléra qui sévit en ce moment dans le midi, est d'origine asiatique; mais j'ai toutes raisons de penser qu'il sera bénin, de courte durée et qu'on n'en ressentira pas les atteintes à Paris.

Son origine indienne m'est démontrée par la nature foudroyante de ses attaques : d'autre part je trouve les preuves de sa bénignité dans le grand nombre de cas guérissables.

D'ailleurs, on connaît aujourd'hui le mode de développement du choléra, et c'est de cette expérience que l'on peut conclure que celui en présence duquel nous nous trouvons ne fera probablement pas de grands ravages parmi nous.

Toute épidémie cholérique a, en général, une durée *de dix-huit mois à deux ans*, entre sa naissance dans le Delta du Gange et sa disparition totale. S'il nous arrive directement, sans arrêt dans sa marche, il apparaît dans toute son intensité comme cela s'est produit lors de ses plus terribles invasions. Si, par contre, il ne parvient en Europe qu'après avoir séjourné en Chine, en Cochinchine, en Égypte ou ailleurs, il est par cela même moins redoutable, parce qu'il est plus rapproché de sa période finale que de sa période initiale.

A mon sentiment, l'épidémie actuelle doit avoir une origine déjà ancienne; elle entre en Europe, pour ainsi dire épuisée et prête à s'éteindre. Si elle venait directement de son foyer d'origine, elle aurait déjà, depuis longtemps, envahi le pays tout entier.

L'opinion du docteur Fauvel

Dans une conversation tenue entre M. Fauvel et l'un de nos rédacteurs, dit la *Liberté*, le savant a affirmé que malgré toutes les assertions, l'épidémie qui sévit dans le midi ne se propagera pas. A Lyon aussi bien qu'à Paris, on peut dormir sur ses deux oreilles. Cette prédiction est rassurante, car la compétence de M Fauvel, en pareille matière, est une garantie sur laquelle on doit compter.

On n'ignore pas, en effet, tous les services qu'a rendus le savant docteur dans tous les pays où sévit le choléra, qu'il a étudié maintes fois et pendant diverses épidémies.

Les mesures prises en France

Il est absolument faux qu'aucun cas de choléra ait été constaté à Paris; mais toutes les mesures dictées par la prudence ont été prises déjà. « Dans chacun des hospices et hôpitaux, a dit hier M. Quentin à un de nos confrères, une chambre séparée est toute disposée à recevoir le premier cholérique qui sera signalé. Dans le cas où plusieurs cas se produiraient, les malades seraient admis d'urgence dans un pavillon spécialement réservé dans chaque hôpital, et où tout est prêt à les recevoir. Chaque directeur des établissements hospitaliers possède, depuis quelques jours déjà, une enveloppe cachetée contenant les dispositions prises en vue du personnel qui sera spécialement affecté aux cholériques; ces dispositions ne seront connues qu'en cas de besoin.

« D'autre part, l'hospice des convalescents de Montrouge est tout disposé à recevoir les malades à leur sortie des hôpitaux; enfin, à Brévannes, près de Boissy-Saint-Léger, en pleine campagne, l'administration possède également un bâtiment contenant cent lits qui seraient mis au service des convalescents. Comme vous le voyez, toutes les mesures préventives sont prises, et, dans le cas improbable où l'épidémie ferait invasion à Paris, je suis persuadé que, grâce au concours dévoué de tous mes subordonnés, sa marche serait énergiquement enrayée. »

Le Docteur Declat au « MATIN »

Sa consultation

Le docteur Déclat, dont on connaît les compétences en matière de désinfectants est arrivé de St-Raphaël, où il habite et il a bien voulu prendre la peine d'apporter au *Matin* son avis sur le choléra à Toulon.

Qu'est-ce que le Choléra?

— Le choléra est une affection causée par un ferment probablement végétal qui produit dans le sang ce que le ferment lactique produit dans le lait.

Dans l'une et dans l'autre fermentation, il y a séparation de la partie solide d'avec la partie liquide.

Dans le choléra, le serum s'échappe par les vomissements et par la dyarrhée; il reste dans les artères et surtout dans les veines un liquide poisseux, analogue à de la gelée de groseille, qui circule d'abord difficilement sous l'impulsion du cœur et qui finit par ne plus circuler et produire la cyanose et la mort.

De même dans la fermentation du lait, il y a séparation du petit lait et du caillé.

— Mais, docteur, on dit cependant que des malades qui ont eu la cyanose ne sont pas morts.

— Cela est très certain, mais il est bien rare que ces malades n'aient pas, pendant leur convalescence, une complication que l'on appelle thyphique et qui n'est qu'une stase dans les veines et dans les artères du cerveau, du poumon et peut-être d'autres organes.

Cette stase est occasionnée par les efforts du cœur qui pousse le sang, même poisseux, à travers les capillaires, jusqu'à ce qu'il ne puisse plus les traverser.

Pour me résumer: le choléra est le résultat de l'action d'un ferment sur le sang dont il sépare les éléments. Au fur et à mesure que les liquides sont expulsés par la dyarrhée d'abord, et plus tard par les vomissements, le sang devient de plus en plus épais, jusqu'à ce qu'il ne puisse plus circuler dans les petits vaisseaux d'abord, et dans les plus volumineux ensuite.

Le choléra est lent ou rapide; cela dépend de deux causes: si le germe est un germe affaibli, et s'il pénètre dans un sang qui ne contienne qu'à faible dose les éléments nécessaires à sa reproduction, la maladie sera longue, la décomposition se fera peu à peu, et les symptômes prémonitoires pourront durer un ou plusieurs jours.

Si, au contraire, le germe primitif est vigoureux et s'il rencontre un sang généreux et qui contienne dans les proportions voulues tout ce qui est nécessaire à sa prolifération, la fermentation est rapide et la dyarrhée prémonitoire ne peut durer que quelques heures. Dans ce cas, le sang tourne presque spontanément comme cela arrive pour le lait pendant les jours d'orage.

Choléra comique

Microbe ?
Bacille en croissant ?
Des bords du Gange ?
Des cloaques de Toulon ?
Des immondices de la Cannebière !

— Qu'est-ce que c'est que le choléra ? D'où nous vient-il ? Quels sont les moyens de l'arrêter quand il s'approche, de le combattre quand il est arrivé ?

Telles sont les questions auxquelles l'illustrissime et savantissime Académie de médecine avait à répondre cette semaine à notre indiscret ministre du commerce.

L'Académie, se rengorgeant comme il convient à sa dignité, a rendu cette décision que Calino n'eût pas désavouée :

« Le meilleur moyen de se préserver du choléra et de le combat-
« tre, c'est de faire ce que l'on croit devoir faire pour s'en préserver
« et pour le combattre »

Autant dire tout de suite que le parti le plus sûr à prendre est de se suicider comme l'ont fait, ces jours-ci, quelques affolés qui tuaient leurs microbes à coup de révolver.

Je voudrais bien avoir tout le respect imaginable pour le corps de savants qui composent l'académie de médecine; mais on ne peut cependant s'empêcher de se demander ce qu'il y a dans le ventre de ces gens-là, qui depuis plus d'un demi-siècle que nous sommes, par intermittences, ravagés par un terrible fléau, n'ont rien fait — rien, j'exagère peut-être — mais tout au moins fait bien peu pour étudier le choléra.

Dans un très spirituel article du *Rappel*, du 18 juillet, M. Lockroy dit, avec raison :

« On connaît la source du fléau : elle est au bord du Gange, dans « l'Inde. Là, on peut le prendre sur le fait, l'étudier, l'analyser, lui « arracher tous ses secrets. Et, pas une fois, depuis un demi-siècle, « l'Académie n'a songé à envoyer une mission médicale et scientifi- « que en Asie.... Elle s'est tenue tranquille, sans songer qu'un jour « viendrait où la nation, qui espérait en elle, *lui demanderait compte « de ses contradictions et de son ignorance.* »

Il nous fallait l'Académie de médecine pour inventer le choléra comique.

— Des saignées et de l'eau chaude! disait le docteur Sangrado à tous ses malades.

— Mais, docteur, j'ai la goutte.

— Des saignées et de l'eau chaude.

Et Sangrado tirait sa lancette.

Chez un autre client :

— Voyons, mon ami, qu'avez-vous ?

— Des douleurs atroces d'entrailles.

— Des saignées et de l'eau chaude.

— Mais, docteur...

— Il n'y a pas de mais... Des saignées et de l'eau chaude.

Si Sangrado eut pu être consulté actuellement par M. le ministre du commerce, nul doute qu'il nous répète son éternelle ordonnance.

A l'Académie de médecine, en l'an de la République 92, il n'y a même pas un homme à la hauteur de Sangrado.

— Illustres docteurs, dit le ministre, que faut-il faire pour lutter contre l'épidémie ?

— Allez voir l'heure à la gare Montparnasse, répondent les *savants*.

Georges Perdrix (Tintamarre)

La Peur

On a dit et redit que le choléra n'était pas une maladie contagieuse, et que la peur était l'agent le plus actif de ce terrible fléau. Pour le prouver notre excellent confrère M Ch. Carville cite dans le *Suffrage universel*, cet héroïque exemple, maréchal Canrobert.

En présence de la légitime émotion causée par l'arrivée du choléra en France, on s'est remis à discuter l'influence et les effets de la peur sur les masses que menace l'épidémie. On a rappelé des légendes ; nous nous souvenons d'une histoire dont le héros fut le maréchal Canrobetr, qui nous l'a racontée lui-même, il y a quelques années, chez un de nos amis, député de la Charente, de qui nous avions reçu l'hospitalité.

C'était en Algérie ; l'illustre et vénérable doyen des maréchaux de France n'était alors que le colonel Canrobert et commandait les zouaves. Au cours d'une expédition, le choléra dont les germes sont semés sur les routes algériennes par les caravanes de la Mecque, s'abattit sur la colonne, et le fléau fit des ravages effrayants.

Comment se défendre, en plein désert, sous un ciel brûlant, quand les forces son déjà épuisées par les veilles et par les marches ? Les hommes mouraient comme des mouches; la colonne battait précipitamment en retraite, jetant ses cadavres le long du chemin, fuyant cet invisible ennemi auquel on n'échappe même pas par la fuite, et le colonel, voyant chaque jour s'éclaircir les rangs, se demandait si tous les soldats, qui étaient ses enfants, n'allaient pas lui être pris par la terrible maladie. Pour la première fois, les zouaves avaient peur : il faudrait entendre l'accent du vieux maréchal, quand il prononce ce triste mot, auquel ses lèvres ne sont point accoutumées

Un soir il prit une résolution folle. Le régiment fut réuni, sous les armes, et le colonel, se campant devant les rangs, dit aux soldats :

— Vous êtes des poltrons. Ce n'est pas le choléra qui vous tue, c'est la peur. Le choléra n'est pas contagieux et je vais vous le prouver.

Il ordonna d'apporter le cadavre d'un cholérique qui venait de succomber, et le fit placer dans son propre lit, sous sa tente, Puis devant tous il se déshabilla et se coucha auprès du cadavre, qui était tout noir et déjà presque décomposé ; il ne frissonna pas, il ne tressaillit pas à ce hideux contact.

Le régiment tout entier défila devant la tente ouverte, pour qu'il pût bien voir son colonel étendu sur les couvertures aux côtés du mort, puis la tente fut close, et les trompettes sonnèrent l'extinction des feux.

Le maréchal ne dit pas quelles furent ses impressions durant cette nuit lugubre qu'il passa pour ainsi dire, dans les bras du choléra.

Le lendemain après la diane, le régiment défila de nouveau devant la tente, et vit le colonel Canrobert qui n'avait pas quitté le lit où il était toujours près de l'horrible cadavre. Et ce vaillant, se relevant alors, put leur crier :

— Vous voyez bien que le choléra n'est pas contagieux !

La colonne se remit en marche, et dès le premier jours, le nombre des mort diminuait de moitié.

Certes nous n'avons le dessin d'apprendre à personne que le maréchal Canrobert est un brave ; mais il est des périls devant lesquels les plus froides énergies hésitent et beaucoup peut-être, parmi les plus vaillants, n'auraient put faire ce qu'il fit ce jour-là.

Quelle nouvelle, Docteur ?

Eh bien ! messieurs Brouardel, Proust et Fauvel., avez-vous assez étudié l'épidémie qui nous décime à Toulon ? Dites-nous donc la décision que vous avez prise, car enfin il est temps que vous vous prononciez, je crois. Si vous tardez encore, nous allons nous voir obligés de vous traiter de farceurs ou d'ignorants à votre choix, Est-ce que le gouvernement vous payerait par hazard pour vous moquer de nous ? Il faut le dire bien vite afin que nous sachions à quoi nous en tenir sur vos prétendues capacités.

Comment, vous les princes de la science — car c'est ainsi qu'on vous nomme — vous qui travaillez dans les hôpitaux et y faites des expériences *in animâ vili* depuis de bien longues années ; vous qui êtes indemnisés largement par l'État sur les fonds publics — c'est-à-dire sur nos propres deniers — après tant de nuits et de jours passés au chevet des malades atteints de choléra, vous n'avey encore rien trouvé ? Pas le plus petit remède contre le microbe ? Mais alors vous êtes des incapables et vous n'avez qu'une chose à faire : videz les lieux — avec ou sans calembour, *ad libitum* — et laissez la place à des plus habiles que vous, ce qui ne sera certainement pas aussi difficile à dénicher que cette microbe.....scopique virgule qui reste toujours pour nous comme pour vous un véritable point d'interrogation.

Comment vous qui palissez sur des livres — on le dit du moins — vous n'avez pu encore vous mettre d'accord sur le genre d'épidémie qui ravage aujourd'hui la France sur toute son étendue ?

Ce vers d'Horace, avec une légère variante, sera donc toujours vrai :

Doctores certant et adhuc sub judice lis est

Si le vers est boiteux, il y a en cela beaucoup d'analogie avec l'art médical qui, depuis Hippocrate, n'a jamais marché que de travers.

Et puis, il nous est venu d'Allemagne — avec un grand *train* — un certain Koch qui nous a chanté une romance tudesque, sur un air des plus plaintifs avec une voix de chaudron félé. Et il a parlé, cet illustre personnage pendant plus d'une heure dans cette langue oripilante qui rappelle le cheval hachant de la paille.

Et savez-vous ce qu'il a dit à la fin ? Ouvrez bien les pavillons de vos oreilles, et surtout arc-boutez-vous solidement pour ne pas tomber. Il a dit... une, deux, trois, vous y êtes tenez-vous bien : « Messieurs, malgré tous les efforts constants de la science, on n'a encore rien trouvé, jusqu'à ce jour, pour combattre cet ennemi redoutable, et j'ai peur que nous soyons en face de la pierre philosophale.

Eh bien cela, ne prouve-t-il pas péremptoirement que l'art médical est une simple fumisterie, et que les princes de cette prétendue science ne sont que des barnums de foire qui s'amusent à nous leurrer de contes à dormir debout et où abondent souvent des aphorismes à faire rire dans sa tombe l'ombre du légendaire la Palisse !

Tenez messieurs les savants, voulez-vous que je vous dise, moi, quel moyen il faut employer pour éviter d'avoir le choléra en France ? Il est bien facile à suivre, celui-là, et il ne coûterait qu'un peu de bonne volonté à ceux qui nous gouvernent : il faut tout bonnement faire faire des quarantaines sérieuses à tous les navires qui nous arrivent en droite ligne du Tonkin, et le fléau sera vaincu.

Que nos ministres réfléchissent bien au conseil que nous leur donnons ; c'est le seul préservatif contre la terrible épidémie qui règne aujourd'hui dans toute la France.

Oui messieurs les ministres, vous êtes les seuls coupables. Il est vrai que nous devons vous savoir gré de la visite toute gracieuse que vous nous avez faite et de la généreuse offrande que vous avez versé entre les mains de notre maire. C'est un dédommagement à nos souffrances.

Cette visite et cette offrande nous remettent en mémoire un mot d'assassin à ces juges :

« C'est vrai, messieurs j'ai tué cet homme, mais je l'ai indemnisé. »

PASTURBY « *Tintamarre* »

Le choléra des animaux

Paris, 19 juillet. 6 h. 15 soir

Le *Temps* publie sous toutes réserves la dépêche suivante de son correspondant particulier, que je crois devoir vous signaler :

« *Marseille, 19 juillet, matin.* — Une découverte importante vient d'être faite par un docteur marseillais.

« Récemment, mourait du choléra une dame qui possédait un caniche. Au cours de la brève maladie de sa maîtresse, l'animal, trouvant à sa portée des déjections vomies par la malade en absorba.

« Le docteur dont je vous parle, informé de cette particularité, commença ses observations. Le deuxième jour, l'animal se tordit au milieu de convulsions, et, le troisième jour, il fut pris de vomissements et d'une diarrhée violente, hurlant atrocement, enfin, il mourut.

» Le docteur pratiqua l'autopsie du caniche ; il recueillit dans ses viscères des indices certains que l'animal avait succombé à une attaque de choléra. Les résultats de ces études, sont actuellement entre les mains des professeurs de notre école.

« Si cette découverte est établie, le fait est de nature à bouleverser toutes les théories émises jusqu'à ce jour, voire celles du docteur Koch, qui a déclaré avoir essayé en vain de pratiquer l'inoculation sur les animaux.

« Jusqu'à ce que des observateurs compétents, aussi expérimentés que MM. Strauss et Roux, par exemple, aient retrouvé sur le chien dont il est question le microbe en virgule que M. Koch a déclaré être la caractéristique du choléra, nous penserons que l'animal a pu succomber à un empoisonnement ou à une septycémie aiguë. Les expériences négatives de M. Koch ont été faites avec tant de soin que le choléra des animaux paraît bien difficile à admettre. »

N'a pas eu peur

Il y avait dans notre ville un désespéré qui cherchait un moyen désagréable de se suicider.

Quand il vit arriver le choléra, il tressaillit de joie, il avait trouvé son affaire.

Il se hâta de manger des abricots, des figues, quelques concombres crus, et il avala par là-dessus cinq ou six verres d'eau frappée.

Sûr de son affaire, il écrivit une lettre funèbre qu'il posa sur son guéridon, puis il se coucha, attendant les coliques et les crampes avec le plus grand sang-froid.

Il n'a pas même été indisposé.

Une Légende

Une bien curieuse légende orientale à propos du choléra :

Un bon Turc chevauchait tranquillement sur la route de Smyrne, sa ville natale, qu'il regagnait, lorsque, sur le chemin, il fut dépassé par une apparition terrible. C'était le choléra en personne qui, lui aussi, prenait le chemin de Smyrne.

Le pauvre Turc, épouvanté, sauta de cheval et tomba à genoux. Le choléra parut touché de compassion pour sa frayeur et la conversation s'engagea.

— Puisque tu vas à Smyrne, dit le Turc suppliant, épargne-moi du moins, épargne ma famille, épargne ceux qui me sont chers.

Le choléra fit cette promesse. Puis, enhardi, le Turc demanda à son terrible interlocuteur combien de victimes il comptait faire à Smyrne.

— Deux mille, pas une de plus, pas une de moins, dit le Fléau.

Et après ces derniers mots il disparut.

Arrivé à Smyrne, le Turc s'aperçut vite qu'il avait été devancé par le choléra. Déjà quelques personnes avaient succombé. Puis la violence du mal s'accrut. Chaque jour succombait de nouvelles victimes, mais le Turc confiant dans la promesse qui lui avait été faite, attendait le dhiffre de deux mille pour être délivré du spectacle des morts et des mourants, quand, un beau soir, il apprit que ce chiffre fatidique était dépassé. Chaque jour de nouveaux cas suivis de mort étaient signalés. Bref, lorsque le fléau quitta Smyrne — car il faut que tout ait une fin — le nombre des morts s'était élevé à cinq mille.

— Le choléra m'a manqué de parole, se dit le Turc. Je compte bien le lui reprocher quand je le reverrai.

Or, l'occasion se présenta Un jour le Turc se trouva face à face, sur la même route, avec le choléra, qui s'en revenait. Dès qu'il l'aperçut, il l'aborda bravement :

— Tu m'avais promis de ne pas faire plus de deux mille victimes et tu en as fait plus du double. C'est mal, tu m'as trompé.

— Je ne t'ai pas trompé. Je suis resté dans les limites du chiffre fixé ! Ce n'est pas moi qui ai enlevé le surplus.

— Qui est-ce donc alors ?

— La peur !

Microbes

Nimes, le 26 juillet 1884

Depuis l'apparition de l'atroce épidémie, la docte Faculté de Médecine s'est placée sur un piédestal en pain d'épice et elle contemple de là la vile multitude tout en riant in petto de la peur exagérée des bons bourgeois, et en profitant de l'affolement de ces derniers pour prescrire des remèdes inefficaces ou des panacées sans résultat.

Vous connaissez les théories multiples énoncées par tel ou tel Purgon, depuis les grands pontifes de la Médecine, jusqu'aux vétérinaires d'animaux empaillés. Vous avez eu les oreilles ressassées du microbe du Barnum Koch, du bacille du docteur Brouardel et de toutes les théories plus ou moins funambulesques de tous les doctes savants des immortelles facultés d'Europe. Que résulte-t-il de tout cela ? C'est que le mal continue à se propager de ville en ville et que la misère s'accroit de jour en jour : de misères point !

Arrosez, vous dit Brouardel. — N'arrosez pas, vous dit Koch. — Répandez de l'acide phénique, vous dit Strauss. — N'en répandez pas, vous dit Pasteur. Et de l'un à l'autre, nouvelles raquettes, ils se renvoient la balle, pendant que le pauvre malade agonise et meurt !

Prenez du laudanum, vous disent les allopathes. — Prenez du veratrum, répondent les homœopathes. De droite à gauche c'est toujours la même rengaîne : prenez mon ours.

Des onguents pleuvent comme grêle et les murs se couvrent d'affiches excentriques prescrivant tel ou tel remède anti-cholérique qui, pour sûre obtient autant d'effet que le légendaire cataplasme sur jambe de bois.

Les municipalités folichonnes prescrivent des mesures soi-disant sanitaires ou des remèdes préventifs qui ne le sont pas du tout. Un entr'autres a poussé la fumisterie au-delà des limites prévues. C'est la municipalité de Mèze (Hérault), qui a demandé..... *l'agrandissement du cimetière.* Ça, c'est de la logique, ou je ne m'y connais pas. La mortalité augmente : vite un fossoyeur de plus et un arpent de terre avec. Si le sujet n'était pas aussi lugubre, il y aurait là de quoi fabriquer un bien amusant livret d'opérette !

Sommes-nous sérieux, oui ou non ? Si oui, que les docteurs spécialistes ou observateurs se gardent bien de préconiser tel ou tel remède, de lancer en l'air telle ou telle méthode ou théorie sans être bien sûrs de leur efficacité ou de leur vérité ; et que ces messieurs abandonnent ce triste procédé de réclame fort préjudiciable à leur profession.

Quoi de plus honorable en effet que cette profession de docteur, f9ite de dévouement et d'abnégation, nuit et jour sur la brèche pour soulager l'ingrate humanité ! Mais quoi de plus odieux et de plus ridicule que cette même professsion, lorsque accolée à la réclame, elle se transforme en charlatanisme ! L'auréole tombe alors et le médecin devient un vulgaire Mangin.

* * *

Un vieux quatrain prophylactique remis en mémoire à propos du choléra :

Tiens tes pattes au chaud,
Tiens vides tes boyaux,
Ne vois pas Marguerite,
Du choléra tu seras quitte.

* * *

A propos du choléra :

M. et Mme Guibollard achèvent tranquillement de dîner lorsqu'un employé du télégraphe leur remet une dépêche.

Monsieur rompt le cachet et pousse un cri de terreur.

— Une dépêche de Toulon !

— De Toulon ! s'écrie madame, vite, mon ami, jette-là, si elle nous communiquait le choléra !...

Immédiatement l'innocent papier est brûlé à une bougie et les deux époux se regardent avec stupeur les yeux pleins d'épouvante.

Le microbe moral

L'imagination a un pouvoir immense, non seulement sur la conservation de la santé, mai encore sur l'apparition des maladies et sur leur guérison.

Que de gens deviennent malades uniquement parce qu'ils croient l'être ou craignent de l'être !

Que de gens réellement malades sont revenus à la santé par le simple effet d'une impression morale heureuse !

Aussi un de nos médecins contemporains les plus distingués, M. le docteur Bouchut, a-t-il pu écrire : En lui-même, par son cœur, son esprit et par ses passions d'après leur nature, l'homme possède une ressource immense de longévité qui peut devenir pour le médecin un important moyen de thérapeutique. Cette ressource a pour nom l'*action morale*, et pour auxiliaires l'*imagination*, l'*espérance* et l'*imitation* ! »

La science médicale d'aujourd'hui s'évertue à rechercher, au moyen du microscope, l'agent matériel de la plupart des maladies, surtout des maladies contagieuses.

Sous les noms de spores, bactéries, vibrions, bacilles, micrococcus,. etc., elle tient ou croit tenir bon nombre de ces éléments de morbidité, qu'elle désigne par le terme générique de *microbes.*

Mais il est un microbe, invisible celui-là et que le plus puissant des microscopes ne décèlera jamais.

C'est le microbe de la pensée, de l'imagination, de la passion.

Ce microbe-là, qu'on en soit bien convaincu, possède la funeste prérogative de frayer le chemin aux autres, d'être leur introducteur dans notre organisme voire de les suppléer et de les contrefaire !

De tous les microbes moraux, le microbe de la peur est peut-être le plus malfaisant. On peut dire de lui à juste titre qu'il est le maréchal des logis du choléra !

* * *

Aucun des auteurs qui ont écrit sur les épidémies ne s'est avisé de nier l'action fatale de la peur sur les individus qui en redoutent exagérément les atteintes, l'abattement moral laisse l'homme sans défense contre le fléau.

Certaines épidémies des armées ne sévissent guère que sur les troupes vaincues, en débandade, démoralisées ; et l'on peut affirmer d'avance que les bataillons victorieux de leurs ennemis le seront également des microbes.

C'est ce qui faisait dire à un grand capitaine d'autrefois qu'il n'y a rien de tel pour préserver du typhus une armée en campagne, que de la faire coucher chaque soir « sur un lit de lauriers ! »

La métaphore est surannée et ferait sourire aujourd'hui ; mais elle est vraie toujours. Puissions-nous la vérifier glorieusement, quand l'heure sera venue !

En attendant, réagissons de toutes les forces de notre énergie morale contre le *microbe de la peur*. Ce faisant, nous n'aurons pas grand'peine à mettre en déroute (une bonne et sage hygiène aidant, bien entendu !) le microbe du choléra, lequel se fait vieux, d'ailleurs, et n'est plus, à beaucoup près, aussi redoutable que jadis.

* * *

Maintenant, laissez moi vous raconter un trait inédit de la pratique de Corvisart, le médecin de Napoléon Ier.

Cette anecdote, absolument authentique, montre ce que peuvent la clairvoyance et la sagacité d'un vrai médecin contre un *microbe moral*, pour lui faire lâcher sa proie.

Un jour, Corvisart est appelé dans une famille opulente.

La fille de la maison, charmante enfant de six à sept ans, dépérissait, minée par un mal inconnu, mystérieux, rebelle à tous les traitements, réfractaire à toutes les drogues pharmaceutiques.

Corvisart se trouva en présence d'une frêle créature, pâlie émaciée, la peau sèche et brûlante, les yeux atones, le cachet de la consomption empreint sur le visage...

Ni les questions adressées à la petite malade, ni les renseignements demandés à la mère et aux parents, ni l'interrogatoire minutieux des organes tel que devait le pratiquer l'illustre médecin ne fournissait d'éclaircissement sur la nature de la maladie.

Corvisart avoua que l'énigme défiait son savoir et son expérience ; et il partit sans vouloir rien prescrire. « Mais, dit-il, je reviendrai jusqu'à ce que j'aie forcé l'ennemi à se démasquer ; et, une fois démasqué, je compte bien en venir à bout ! »

Le lendemain, nouvelle séance d'examen.

Au moment ou le docteur était en conférence avec sa petite cliente et la mère de celle-ci, la porte de la chambre s'ouvrit et le fils de la maison, — un tout mignon bébé, — fit son entrée, tenu en lisière par la nourrice.

Dans son empressement à courir vers sa mère, à qui il tendait ses bras potelés, il trébucha et, malgré les lisières, roula sur le tapis. La maman de se précipiter aussitôt pour le relever avec force baisers et caressantes paroles.

Corvisart, qui n'avait pas détaché son regard scrutateur du visage de la petite fille, vit alors ses traits se contracter avec une expression de souffrance atroce, et de haine désespérée.

C'en était assez pour lui. L'assassin venait de se démasquer et de livrer son secret.

Il fit emmener la petite malade, puis s'adressant à la mère :

— Madame, lui dit-il, votre fille se meurt de jalousie tout simplement !

— Serait-il vrai ? la malheureuse enfant ! Mais, docteur, que faire ? Quel remède contre cette jalousie ? Je ne puis cependant me séparer de mon petit garçon. Que faire, mon Dieu ! que faire ?

Corvisart souriait, son visage, habituellement rude et morose, était presque rayonnant. Il le tenait, le remède.

— Madame, dit-il ce qu'il faut faire, le voici pas de médicaments. d'abord ; pas de drogues ! et puis, de petite maman que vous êtes, vous allez, s'il vous plaît, passer au grade de grand-maman... et tout de suite.

Oui, Madame, continua-t-il, répondant à l'interrogation silencieuse et ébahie que lui adressait le regard de sa cliente ; faites-vous grand-mère pour votre petit garçon... et donnez-lui pour petite mère sa sœur aînée, la malade, la jalouse !

J'ai bien dit : pour *petite mère* ! La petite mère, qui existe au fond de toute petite fille, va se réveiller chez votre chère enfant. A une passion haineuse, qui n'était que la déviation d'un sentiment affectif, — l'amour de votre fille pour vous, — va succéder une véritable passion de tendresse pour le petit être qui avait inspiré cette jalousie funeste. Vous allez voir !... et tâchez seulement, vous, de ne pas devenir jalouse à votre tour !

On fit ce que conseillait Corvisart, et cette substitution de passion cette merveilleuse homéopathie morale, réussit d'une façon rapide et complète.

La jeune malade, tout entière à son rôle maternel, se mit à chérir son petit frère aussi vivement qu'elle l'avait jalousé.

Ce fut pour elle la moindre des choses de guérir.

Corvisart prouva de la sorte qu'on peut faire acte de médecin, de grand médecin sans la collaboration de messieurs les apothicaires.

(STELLE)

La peur et le Choléra

CONTE ORIENTAL

Un Turc songeant au ciel, à la grâce éternelle
Que le Grand Mohomet promet aux vrais croyants,
Rencontra sur ses pas le Choléra rebelle,
Dont la bouche est livide et les yeux sont sanglants !

Épargne-moi, dit-il, j'ai mis toute ma gloire
A prier, chaque jour, le Maître des humains
Assez doivent tomber, pour la triste victoire,
Dans la poussière des chemins.

Bon ! fit le choléra, tu peux dormir tranquille,
Je veux bien écouter les accents de ta voix ;
Parmis tous les mortels n'en prendre que deux mille.
Et je n'en prendrai pas un de plus cette fois.

Notre Turc, rassuré, reprit sa longue route,
Du père des houris brandissant le drapeau ;
Éprouvant quelquefois une lueur de doute
Devant la marche du fléau.

En effet, sur les pas du Choléra perfide
Apparaissant toujours sur l'injustice du sort,
Et cinq mille mortels, sous sa colère avide,
S'endormirent glacés dans les bras de la mort.

Et notre vrai croyant, la prière à la bouche,
Rencontra de nouveau, sur le même chemin,
Le sombre Choléra qui s'en allait farouche
Comme un pourvoyeur de Destin

« — Pourquoi m'as-tu trompé, dit le Turc en colère ! »
Mais, fit le choléra, subitement railleur,
Deux mille m'ont suffit ; je suis resté sincère !
« — Et qui donc a tué les autres ? » — *C'est la peur !*

DEUXIÈME PARTIE

Moyens préventifs

Moyen pratique de purifier l'air

Le journal *La Vita* publié par les soins de la Société d'hygiène de Brescia (Italie), donne dans son dernier numéro un article très-intéresssant du Dr Tullio Bonizzardi, sous le titre : *A la montagne, à la montagne,* avec cette épitaphe de Michel Lévy :

Changer de climat, c'est naître à une nouvelle vie

Après avoir rappelé les expériences de Moscati sur les différences que présentent l'air recueilli à la surface des plaines marécageuses et l'air pris au sommet des hautes collines, l'auteur arrive à cette conclusion :

« Que l'on meurt plus promptement par l'action nocive de miasmes et de l'acide carbonique, que par déficience d'oxygène, l'air vital par excellence. »

Voici l'expérimentation curieuse qu'il propose à l'appui de sa thèse.

Trois poules sont placées chacune sous une grande cloche de verre reposant sur une surface parfaitement unie.

Sous l'une des cloches on met un morceau de chaux vive, et sous l'autre des débris de charbon de bois, pendant que la troisième ne contient que l'animal.

Une demi-heure après la poule de la deuxième cloche (contenant du charbon), bien que moins vivace ne donne pas de symptômes de souffrance.

La poule de la première cloche (contenant la chaux est presque agonisante.

La poule qui était sous la troisième cloche est raide morte.

Cette pauvre bête n'ayant ni la chaux pour absorber le gaz acide carbonique expiré par ses poumons, ni le charbon qui, en fixant à sa surface les miasmes de l'air ambiant, le purifiait sensiblement, succombait ainsi empoisonnée tout à la fois par l'action nocive de l'acide carbonique et par celle des miasmes.

La poule qui avait près d'elle de la chaux n'était que très malade, parce que la chaux avait enlevé l'une des causes de mort en absorbant l'acide carbonique.

La poule renfermée dans la cloche avec le charbon ne donnait que de légers signes de malaise, parce que le charbon avait absorbé les miasmes résultant de l'expiration pulmonaire de l'animal.

Ces expériences mises à la portée de tout le monde, démontrent ainsi que l'on meurt plus vite par l'action délétère des miasmes que par la déficience d'oxygène.

MORALE

1° Pour assainir l'air de la chambre d'un malade, placer dans le lit même un petit panier de charbon de bois, à l'effet d'absorber les miasmes qui, déversés dans l'atmosphère ambiante, dans l'acte de l'expiration, et respiré continuellement par lui, le font mourir *de auto infection* (Dans un espace restreint et confiné, pendant que diminue à chaque instant la quantité d'oxygène ou d'air vital, celle de l'acide carbonique, air irrespirable augmente sans cesse).

2° Dans une chambre de malade où dorment des enfants au berceau, il est indispensable de placer une boite ou panier contenant de la chaux vive et du charbon de bois, dans le but immédiat de fixer l'acide carbonique expiré par les poumons et d'absorber les miasmes humains.

Choléra et Cuivre

Tout en approuvant, en général, les propositions qui lui sont soumises, l'Académie semble ne pas vouloir en prendre la responsabilité; celle-ci lui incombera nécessairement quoiqu'elle en dise.

L'Académie de Médecine a reçu la communication suivante :

Elbeuf, le 4 Juillet 1884

Pendant une épidémie de choléra, au mois de juin 1873, je fus détaché avec un bataillon du 119e, allant de Paris à Caen. Le casernement fut éprouvé par la maladie; le bataillon perdit plusieurs hommes. J'eus alors l'idée de recourir au sulfate de cuivre que j'employai de la façon suivante : lavage des salles communes, des dortoirs, etc., avec une solution concentrée de sulfate de cuivre. Les bassins qui servaient de lavoir pour le linge et pour les hommes furent également chargés de sulfate de cuivre.

Aux deux distributions alimentaires, matin et soir, et avant la soupe, je versai moi-même dans les marmites une solution de cuivre; 50 centigrammes de sulfate, eau 200 grammes, pour 100 litres de bouillon. Dans la journée, je faisais distribuer du café légèrement cuivré.

Comme on peut le constater par le registre de l'hôpital et ceux de l'infirmerie régimentaire, je n'ai plus eu aucun cas de choléra pendant toute la durée de l'épidémie.

Ayant eu quelques cas de choléra à soigner dans la population civile, je me suis tenu à une potion à base de cuivre : 1 centigramme pour 100 grammes de véhicule à prendre par cuillerée d'heure en heure.

J'ai eu la satisfaction de ne perdre aucun malade par cette médication aidée de sulfate de cuivre quand il y avait encore des cas de mort en ville.

Signé : DOCTEUR GROSCLAUDE
Ancien médecin major
21, rue Patallin, à Elbeuf.

Au sein de l'Académie les avis sont partagés sur toutes les questions qui touchent au choléra : Hippocrate dit oui, Gallien dit non.— Ne serait-il pas plus prudent de suivre ces indications qui touchent à l'hygiène, et aussi de *se cuivrer* à fond ? Aux intéressés, et ils sont nombreux, à juger.

A propos du Choléra

Sommes-nous réellement menacés du choléra ? Ce fléau redoutable, qui a laissé de si cruelles traces de son passage dans nos grands centres populeux, va-t-il recommencer son sinistre voyage?

Nous espérons bien que non, et nous osons compter sur les progrès de la science moderne pour enrayer la marche du fléau.

Un émule de Swayne, Britau et Budd, ces pionniers de la science, le docteur Desmaris, un savant qui nous honorait de son amitié et que nous avons eu la douleur de perdre il y a une dizaine d'années, nous avait, autrefois, confié la formule d'un *alcool camphré*, très utile en temps d'épidémie cholérique.

En voici la composition :

Le camphre, qui est généralement pur dans les bonnes pharmacies, doit être choisi très blanc, légèrement translucide et d'une odeur très forte.

L'alcool doit être parfaitement limpide et d'une odeur bien franche; il faut le demander à 75 degrés centigrades environ, ou le ramener à ce degré en le coupant d'eau filtrée. On obtient l'alcool à 75 degrés en mêlant un cinquième d'eau à l'alcool absolu qu'on vend chez les pharmaciens.

Une once ou trente grammes de camphre suffisent pour un demi-litre d'alcool, Il serait bon de briser le camphre pour faciliter sa dissolution dans l'alcool.

A cette formule, nous voulons ajouter la méthode préservatrice du choléra, du docteur Burcq, l'inventeur de la métallothérapie.

« Une fois par jour, dans un verre d'eau sucrée, deux, trois, cinq ou dix gouttes de la solution suivante, selon l'âge et la force du sujet : »

Acétate de cuivre cristallisé (Verdet)	5	grammes
Laudanum de Rousseau.	1	—
Eau commune	20	—

A cette série d'emprunts faits à des savants modernes, dont l'autorité est incontestable, annexons le moyen fort ingénieux présenté par le docteur Parmentier pour purifier les appartements :

Faites brûler, dans une soucoupe, dix grammes de sulfure de carbone, et, après la combustion, répandez dans la chambre quelques cuillerées d'ammoniaque. Il se produira aussitôt dans la chambre une vapeur très intense, mais dont l'odorat ne sera pas trop vivement affecté. On s'y habituera au bout de quelques minutes, et cette vapeur tombera lentement, tamisant l'air et dépouillant l'atmosphère de la presque totalité de la poussière ou des corps étrangers en suspension.

Il se passera, enfin, dans l'air un effet absolument analogue à celui que produit dans une masse liquide le précipité d'un mélange albumineux.

A ce désinfectant très recommandé, nous ajouterons le phénol sodique Bobœuf, que nous eûmes le grand honneur, avec le savant docteur Desmartis, cité plus haut, d'être un des premiers à faire connaître en France.

Nous extrayons ceci de l'un de nos articles publié dans *Les Mondes*, en 1867 :

Quoi qu'il en soit, de la cause essentielle des miasmes, si bien étudiée par quelques autorités médicales, au nombre desquelles nous citerons les docteurs Bouchut et de Vitray, nous nous permettrons de conseiller, pour assainir les appartements d'une manière efficace et énergique, les préparations phéniques et surtout le phénol sodique, à la fois antimiasmatique, désinfectant et insecticide.

Les microphytes et les microzoaires, malgré leur vie si tenace, ne peuvent résister aux préparations de phénol. E. Carrance

M. Pasteur et le choléra

Le *Figaro* a sollicité l'avis de M. Pasteur sur la consultation du docteur Koch et a reçu de l'éminent savant, la réponse écrite suivante :

« Toutes les mesures prophylactiques contre le choléra, que la presse nous fait connaître comme ayant été indiquées à Marseille et à Toulon par le docteur Koch sont précisément celles qui sont préconisées depuis l'époque déjà éloignée où il a été démontré que le choléra se transmettait principalement par les déjections des cholériques.

« Il y a cependant un point très nouveau dans les instructions du docteur Koch.

« Il condamne les arrosages, les écoulements d'eaux dans les ruisseaux et assure enfin que toutes les causes d'humidité sont favorables à la propagation de l'épidémie. Nous ne pouvons, en vérité, partager cette manière de voir.

« Que dans la poussière d'une rue, d'un trottoir, d'une chambre, d'un linge mouillé et sec, il existe des microbes cholériques, si ces microbes sont desséchés au point d'avoir perdu toute vitalité, on aura beau les arroser, cela ne leur rendra pas la vie.

« Si, par contre, leur état de dessication est de telle nature que l'humidité puisse favoriser leur retour à la vie, il ne peut qu'être utile de les humecter, car ils seront alors moins susceptibles d'être emportés comme poussière par le vent et l'agitation.

« En effet, si on les laissait de préférence dans cet état de sécheresse relative, qui ne les a pas encore tués, le moindre mouvement pourrait les amener sur nos muqueuses, où ils trouveraient l'humidité nécessaire à leur vie.

« La logique de ce raisonnement nous paraît incontestable et prouve le peu de fondement de l'opinion du docteur Koch.

« Qui oserait entrer, pour y dormir ou pour y manger, dans une chambre où il y aurait eu un décès cholérique et où on aurait suspendu et conservé pendant plusieurs jours, en état de dissécation, des linges ou des vêtements souillés par le malade ?

De vive voix, M. Pasteur a en outre formulé les critiques qu'on va lire :

Les objets salis par des déjections seront nettoyés à l'aide de linges secs qu'il faudra brûler ensuite » dit le rapport. Cela me paraît impraticable. On nettoie déjà très insuffisamment un vase ou un meuble en se servant d'un linge sec; mais il n'est pas possible de nettoyer de cette manière un drap ou une serviette. Quoiqu'il en soit, le linge précédemment sec deviendra mouillé, de telle sorte que le danger n'aura fait que changer de place.

« Brûlez-le, ajoute-t-on ! Ici encore mon avis est différent.

« On sait qu'en brûlant un linge, il peut s'en détacher des bribes non encore calcinées et susceptibles de voltiger dans l'appartement. Je préfère de beaucoup que les linges soient plongés dans l'eau bouillante : le résultat est le même.

« Enfin, M. Koch recommande « de laisser inhabités pendant six jours les appartements où auront résidé des cholériques. » Pourquoi six jours ? Sur quoi peut-on baser cette opinion que le danger n'existe plus le septième jour ? Cette théorie rentre dans le domaine des suppositions. »

TROISIÈME PARTIE

Remèdes

Les premiers secours aux cholériques

Nous espérons bien ne pas recevoir la visite du choléra.

Nous croyons intéressant, toutefois, de faire connaître les conseils donnés par le docteur Albenois, secrétaire de la commission sanitaire, à Marseille, pour les premiers secours à donner aux cholériques.

Ils sont les suivants :

« En cas d'absence de médecin on donnera du thé bien chaud dans lequel on ajoutera un peu de rhum ou cognac; on frictionnera énergiquement le corps et les membres avec de la flanelle; le malade sera tenu très chaudement et entouré de bouillottes ou de roues de gaïac chaudes. Entre temps, on administrera une potion ainsi composée : un verre d'eau sucrée dans lequel on aura mis 40 gouttes de laudanum et 20 gouttes d'éther. Une gorgée par quart d'heure; si le refroidissement persiste on administrera une potion avec 10 grammes d'acétate d'ammoniaque: quelques fragments de glace pourront aussi être donnés pour modérer la soif intense qui tourmente le malade.

« Les vomissements et les selles seront immédiatement désinfectés avec un grand verre de la solution suivante: sulfate de cuivre 50 grammes; eau simple, 1 litre. »

***

La peur est un des plus actifs auxiliaires du Choléra :

« On peut voir au Muséum d'histoire naturelle, dit à ce propos le *National*, un petit modèle en cire représentant une femme étendue sur le dos, toute convulsée et les intestins presque retournés. Au dessous de ce modèle, on lit sur une pancarte : *Effets de la peur*. La peur et l'anxiété agissent sur le système digestif et font de l'organisme humain un milieu plus favorable au développement du microbe cholérique. »

Il faut rappeler qu'en temps ordinaire on constate en France et principalement à Paris des cas parfaitement caractérisés du choléra.

Ces cas restent isolés, et personne ne s'en occupe.

Pensez à la maladie juste ce qu'il en faut pour observer les règles de l'hygiène pour vous et pour les vôtres, et soyez assez fort pour ne plus vous inquiéter.

En temps de choléra, les aliments et les boissons doivent être surveillés. Cela s'explique, car la première atteinte du choléra commence par le tube digestif, estomac ou intestins.

Aliments. — Tous les aliments doivent être bien cuits, surtout les viandes ; les fruits, les salades et tout ce qui ne subit pas de coction doit être lavé avec de l'eau qui a bouilli.

On doit éviter tous les excès, en particulier les excès de table.

Les fatigues de l'estomac, les embarras gastriques, l'état suburral de la langue précèdent les troubles du ventre, précurseurs eux-mêmes de l'atteinte du choléra.

A ce titre, l'estomac dispos et jamais en état de surcharge. Il faut aussi éviter de se nourrir d'aliments de digestion difficile ou de ceux dont la fraîcheur serait suspecte. Les fruits de mauvaise qualité pris en trop grande quantité provoquent des diarrhées qu'il faut éviter à tout prix.

Boissons. — Le choix de l'eau à boire est très important.

Dans l'impossibilité où l'on est de vérifier la contamination ou non des eaux potables par les germes du choléra, il est de prudence élémentaire de boire de l'eau préalablement bouillie et filtrée.

Il faut absolument bannir de l'alimentation les boissons glacées ou même très fraîches qui disposent aux coliques et aux dévoiements.

Il faut, ce qui est la règle ordinaire des gens sobres, s'abstenir de boire entre les repas.

Vêtements. — Il faut éviter les refroidissements des pieds et du ventre et en général les subites transitions de température qui troublent si facilement les fonctions digestives.

Défiez-vous de la fraîcheur trop recherchée des soirées d'été et ne vous découvrez pas trop la nuit.

Enfin, en temps d'épidémie, agissez comme à l'ordinaire, en évitant tout excès.

Il est une autre catégorie de mesures préservatrices qui s'appliquent aux collectivités, aux communes, aux villes et qui sont du ressort des administrations locales.

Ces mesures ont pour but d'assainir les villes, d'assurer le nettoyage, le balayage et l'arrosage des voies publiques. En outre, les édilités doivent veiller à fermer les maisons qui sont des foyers de pestilence et de malpropreté, veiller aux industries insalubres.

Traitement par le cuivre

Bien que les nouvelles qui nous arrivent de Toulon soient de nature à faire admettre que l'epidémie n'a aucune tendance à se propager, il ne nous paraît pas inutile de résumer en quelques lignes le procédé préservatif et curatif préconisé contre cette terrible maladie par le docteur Burq.

D'après les recherches faites en 1848, en 1853 et en 1865, par M. Burq, c'est au cuivre et aux sels de ce métal, qu'il faut recourir pour se placer dans des conditions d'imocuité particulières.

Il est reconnu depuis bien longtemps, que, toutes les fois qu'une épidémie de choléra s'est produite, tous les ouvriers qui travaillaient le cuivre, n'ont jamais subi d'atteinte cholérique, ou que, si quelques cas très rares se sont montrés parmi eux, c'est que ceux qui ont été frappés subissaient depuis très peu de temps, l'influence du cuivre, ou s'étaient soustraits depuis plusieurs jours à son action.

Ces faits, observés par M. Burq, sont du reste bien connus des ouvriers qui travaillent le cuivre, et leur donnent une confiance absolue et parfaitement justifiée.

Le traitement par les sels de cuivre n'a du reste aucun inconvénient, et chacun peut s'y soumettre sans la moindre crainte.

Voici, d'après le docteur Burq, de quelle façon il convient de pratiquer ce traitement.

1° Absorption d'une liqueur cuivreuse par l'estomac et par l'intestin.

A cet effet, prendre deux fois par jour quelques gouttes d'une solution de bioxyde de cuivre, de façon à arriver progressivement à prendre après la première semaine dix centigrammes par jour.

Pour l'absorption intestinale, prendre matin et soir en lavement, dans un quart de verre d'eau, de dix à quinze centigrammes de sulfate de cuivre.

2° Inhalations de vapeurs de cuivre.

Pour cela, introduire dans une petite lampe contenant de l'alcool de bois, un dixième de son volume de bichlorure de cuivre. Faire brûler cet alcool ainsi additionné, près du lit pendant la nuit, et si on le veut pendant toute la journée.

La flamme verte que produit cette combustion détermine la formation de vapeurs de cuivre qui constituent un excellent antiseptique.

3° Application, sur diverses parties du corps, de plaques de cuivre, ou même de sous fixés sur une bande de toile.

En cas de crampes, les frictions faites sur le membre atteint, avec un objet de cuivre quelconque, fût-ce une casserole, calment aussitôt la crampe.

4° Porter sur le corps de la flanelle préalablement trempée dans une solution de sulfate de cuivre.

5° Faire usage pour la préparation des aliments d'ustensiles de cuivre.

Comme on le voit, toutes les voies d'absorption doivent être utilisées pour produire une sorte d'imprégnation par le cuivre ou ses sels.

Il faut de plus se soumettre de bonne heure à ce traitement et le continuer pendant toute la durée de l'épidémie.

Il reste bien entendu que ceci ne saurait dispenser de toutes les mesures d'hygiène, de propreté et de toutes les précautions au point de vue de l'alimentation plus utiles que jamais en temps d'épidémie.

On se souvient que le docteur Louis Thuillier, mort victime de son dévouement en allant observer l'an passé le choléra en Egypte, avait commencé à se traiter par le cuivre.

L'insuccès du traitement chez ce martyr de la science est dû à ce qu'il n'avait absorbé qu'une trop faible dose de cuivre (cinq grammes en soixante quatre jours). En tenant compte de l'élimination constante qui se produit dans l'organisme, c'est à peine si un demi-gramme avait pu rester dans la circulation.

C'était là une dose beaucoup trop faible, et, pour arriver à l'immunité, il faut que l'absorption soit lente, continue et progressive.

Nous engageons donc nos lecteurs, surtout ceux du Midi, à se soumettre résolument, et sans aucune crainte dès maintenant, au traitement du docteur Burq.

Si par hasard, ce que nous croyons pas, le choléra se répandait, ils serait à l'abri de toute craintes.

Choléra et colère

Un singulier incident, qui jette une note gaie sur les tristesses du choléra, vient de se passer à Marseille :

Un malade, dont l'état paraissait fort grave, avait été placé sur un brancard et quatre infirmiers militaires le transportaient à l'hôpital civil.

La chaleur était accablante, les porteurs s'arrêtèrent sur la Cannebière et entrèrent dans un débit de boisson où ils se livrèrent à de si longues libations que le malade, en proie à une violente colère, rejeta ses couvertures, sauta en bas du brancard et s'enfuit.

Les infirmiers se mirent à la poursuite du fugitif; mais celui-ci dont la course était vertigineuse, parvint à regagner son domicile avant que ses persécuteurs l'eussent rejoint.

Le cholérique, on pourrait ajouter coléreux, avait transpiré si abondamment, que la terrible maladie disparut.

Le héros de cette aventure, dont on nous garantit l'authenticité, est aujourd'hui parfaitement guéri.

Remèdes contre le choléra

Pauvre Académie de médecine, tout le monde lui daube dessus avec un entrain admirable. Etait-ce bien la peine d'avoir acquis une réputation universelle pour « voir flétrir tant de lauriers ? » Mais pourquoi devient-elle tout-à-coup silencieuse, elle ordinairement si bavarde.

Donc, puisqu'il faut nous passer de l'opinion de la docte assemblée en matière cholérique, voyons à rechercher quels sont les remèdes qui ont été préconisés contre la terrible épidémie. Nous n'indiquerons pour aujourd'hui que ceux qui sont dirigés contre l'embarras gastrique et la diarrhée qui en résulte.

1° Prendre chaque heure une cuillerée de la potion suivante : Eau de menthe 125 gr. sirop d'opium 50 gr. sirop de bismuth 6 gr.

2° Prendre 10 gouttes de laudanum dans un verre d'eau sucrée (Vulpian).

3° Absorber 8 à 12 gr. de sous-nitrate de bismuth en 24 heures.

4° Prendre du sulfure noire de mercure par paquets de 1 gr. d'heure en heure, jusqu'à 12 gr. (Hayem).

5° Prendre 10 gr. par jour de salicylate de mercure par paquet de 1 gr. (Vulpian).

6° Prendre 1 cuillerée à bouche après chaque repas d'un mélange de 6 gouttes de vératrum album (dans les pharmacies homœpathiques), et 4 cuillerées d'eau (Belot).

7° Badigeonner tout le ventre avec du colodium et le recouvrir ensuite d'ouate (docteur Arsène Drouet).

Nos lecteurs n'auront que l'embarras du choix. Le dernier médicament, selon ceux qui l'ont préconisé, est absolu, et guérit radicalement tant que le malade n'est pas arrivé à la période algide.

Le choléra vaincu par l'homœopathie

Le *Figaro* a reçu de M. le docteur H. Gras, ex-médecin de la marine, le curieux article que l'on va lire.

Nous n'avons pas à prendre parti pour l'homœopathie; elle a fait depuis pas mal de temps son chemin dans le monde, envers et contre tous. Mais l'article du journal parisien contient des chiffres et des faits qu'il nous a semblé bon de faire connaître au public.

En ce moment où le choléra, ce « mal qui répand la terreur, » est en train de sévir au sein de nos deux grandes cités du littoral méditerranéen, l'humanité et la science se font un devoir impérieux de rappeler, de crier même de toute la force de nos poumons, *urbi et orbi*, une vérité que l'expérience la plus authentique a consacrée depuis fort longtemps, vérité que la trompette de la Renommée, la déesse aux cent bouches, a déjà fait retentir aux quatre coins du globe, savoir :

Le traitement préservatif et curatif du choléra — le seul reconnu véritablement efficace — est fourni par l'homœopathie.

« L'omœopathie, a dit Hahnemann, son fondateur, repose sur l'expérience, et veut être jugée par les faits. » Ce principe, sur lequel repose la thérapeutique des semblables, système adopté aujourd'hui par plus de 8,000 praticiens — docteurs et médecins homœopathes, disséminés dans l'univers entier—ce principe disons-nous, n'a jamais consacré d'une façon plus éclatante la supériorité de l'homœopathie que dans le traitement du choléra.

La comparaison faite, durant les diverses épidémies cholériques qui ont sévi en Europe, entre l'allopathie et la méthode hahnemanienne, est entièrement à l'avantage de cette dernière.

Alors que les disciples de la vieille médecine, de la médecine *officielle* — pour lui donner son titre vrai — se sont toujours égarés en discussions oiseuses et stériles sur la nature du mal, essayant tour à tour contre le fléau les médications les plus diamétralement opposées, et, comme le dit fort bien notre très-honoré confrère le docteur Krüger, « *frappant en aveugle, saignant, purgeant, émetisant, réfrigérant, réchauffant, débilitant, fortifiant, frictionnant, révulsant, alterant, etc.,* » la médecine homœopathique, au contraire, guidée par cette loi féconde des semblables, due au génie d'Hahnemann, a trouvé du premier coup un remède absolument efficace.

Il ressort, en effet, des statistiques les plus authentiques et les mieux établies, ce fait immense, savoir : Tandis que plus de la moitié des malades qui ont été traités par la méthode allopathique ont succombé, l'homœopathie, par contre, n'a perdu, en moyenne, que le dixième à peine de ses malades. Voici d'ailleurs quelques chiffres que nous sommes très-heureux de mettre sous les yeux de nos lecteurs, et que nous empruntons à un très intéressant article du docteur Krüger sur le choléra, article paru dans son journal l'*Homœopathe Nimois*, numéro d'août 1883.

« Sur 14,014 cholériques traités par la médecine homœopathique, et sur lesquels on a pu obtenir des renseignements authentiques. 12,748 sont guéris, 1,266 sont morts. D'autre part, sur 457,536 traités allopathiquement, 222,342 sont morts, 184,044 ont guéri ; chez 42,056 on n'a pu obtenir d'indications précises. Ce qui fait pour l'homœopathie une mortalité d'à peine 9 pour 100, et pour l'allopathie une mortalité de près de 52 pour 100. (Epidémie de 1832).

En Autriche (Vienne, Raguse, Pesth, Raab, en Moravie), les résultats statistiques recueillis, pendant la même épidémie de 1832, par le docteur Roth, professeur de pathologie à l'Université de Munich, furent les suivants : Sur 1,269 traité par l'homœopathie, il y eut 1,184 guéris, et seulement 85 morts. Ce qui fait une proportion moyenne :

Des guérisons. 93 0/0
Des morts 7 0/0

Pour la Russie, pendant la même épidémie, la statistique du docteur Quin, membre de l'institut royal de Londres, fournit les chiffres suivants : sur 1,273 traités par l'homœapathie, il y eut 1.162 guéris, et seulement 111 morts. Ce qui fait une proportion moyenne :

Des guérisons. , ... 91 1/2 0/0
Des morts. 8 1/2 0/0

Nous ne parcourrons pas les différentes épidémies ultérieures, dans lesquelles la statistique a fourni à peu près constamment une mortalité moyenne d'environ 9 0/0 pour l'homœopathie et de 52 0/0 pour l'allopathie.

Nous ne saurions néanmoins, à propos de cette statistique, passer sous silence les deux faits suivants, appartenant à deux de nos confrères homœopathes, lesquels sont en même temps nos compatriotes :

Pendant l'épidémie qui régna à Toulon en 1849, à l'ambulance homœopathique qui fut établie dans cette ville, et à la tête de laquelle se trouvait le docteur Pons, la mortalité atteignit le chiffre de 80 sur 1000. Et encore, fait judicieusement remarquer le docteur Pons, combien y en eut-il, dans ce nombre, qui ne réclamèrent nos soins qu'à la dernière heure.

Un Remède efficace contre le Choléra

Le général Thory, récemment arrivé de Cochinchine, a communiqué aux journaux une lettre fort intéressante que, sur sa demande, lui a adressée le Père Janin, missionnaire apostolique. Dans cette lettre, le P. Janin affirme sans hésitation que, dans sa résidence, il est toujours parvenu à guérir le choléra en faisant prendre aux malades qui en sont atteints un et,s'il le faut plusieurs verres d'**absinthe pure.** Il les espace de cinq à six minutes, et continue d'administrer son remède jusqu'à ce que la chaleur revienne et que le pouls se rétablisse. Des personnes faibles et dans un état très avancé en ont pris, dit-il, jusqu'à sept verres; mais l'absinthe prise en pareille quantité, avant la réaction, n'enivre pas n'incommode pas; sa force est absorbée tout entière par la lutte contre la maladie.

D'ailleurs, voici cette lettre :

Sadec, 12 juillet 1884.

Monsieur,

Je vous envoie les quelques notes que vous m'avez demandées sur un traitement prompt et sûr que j'ai employé pendant le choléra asiatique.

Le choléra se manifeste tout de suite et subitement, sans raison apparente. Le malade est presque instantanément abattu : ses yeux sont enfoncés, les extrémités deviennent froides, le pouls s'arrête : le sang a l'air de s'arrêter aussi et de changer en eau qui s'échappe par la quantité énorme du liquide des selles et des vomissements. Le malade est inquiet, tourmenté par des coliques et des crampes : il sent qu'il est perdu si une réaction prompte et subite n'est produite par un moyen violent. Dans ces cas j'ai employé avec beaucoup de succès l'**absinthe**, en administrant par plein verre à bordeaux au malade. J'en fais prendre un verre, puis j'attends quelques minutes (quatre à cinq); si le pouls ne revient pas je recommence jusqu'à ce que je le sente. Il y a des femmes, des vieillards, des enfants de douze à quinze ans, des femmes enceintes qui ont bu jusqu'à sept verres à bordeaux avant de voir revenir le pouls et la chaleur. La réaction se fait assez vite, et la guérison est souvent presque immédiate; les uns sont guéris après une heure ou deux, les autres après une journée. Dans une petite paroisse, sur soixante-quinze malades du choléra, tous traités par l'**absinthe** par moi, selon cette méthode, soixante treize ont été guéris. Des deux personnes mortes, l'une avait refusé de boire après le premier verre, l'autre après avoir été guérie a mangé trop tôt. C'était un peu loin, et je ne suis pas arrivé à temps; ces pauvres gens n'avaient pas d'**absinthe**, car s'ils en avaient eu, une rechute se guérit aussi facilement qu'une première attaque.

Au fort de Soctrang, sur sept soldats français atteints du choléra j'en ai sauvé six par l'**absinthe** ; celui qui est mort était à l'agonie à mon arrivée. Je n'ai pu lui faire prendre le remède: il est mort dix minutes après mon arrivée. A Sadec, une religieuse, prise du choléra, a bu un plein grand verre à pied tout d'un trait; cette personne est faible de santé, elle ne peut pas boire de vin pur en bonne santé. Ce verre d'absinthe lui a enlevé ses coliques immédiatement, le pouls est revenu tout de suite et cette quantité d'**absinthe** n'a produit aucune ivresse ni agitation sensible. La maladie l'a prise vers les dix heures du matin; à deux heures du soir, elle était complètement guérie.

Moi-même j'ai eu le cholera trois fois. La première fois, la maladie m'a pris subitement par des selles et des vomissements qui, après trois ou quatre fois, coup sur coup, m'ont anéanti. J'ai bu un tiers de litre d'absinthe dans dix minutes environ; tout a cessé, je me suis endormi, et à minuit, je me suis réveillé bien guéri. La deuxième attaque et la troisième ont commencé par des selles. Je me suis guéri en prenant deux verres à bordeaux d'absinthe et deux verres de cognac dans un thé chaud. Je pourrais vous donner beaucoup d'autres exemples, car pendant les dernières épidémies de choléra en Cochinchine, j'ai soigné et sauvé beaucoup de malades.

Si le malade est soigné dès le début, un petit verre ou deux peuvent suffire pour arrêter la maladie. J'ai essayé du cognac, il n'est pas aussi efficace que l'absinthe; mais le cognac ou tout autre liqueur forte réussissent à produire une réaction. Pour moi, par expérience, je préfère l'emploi de l'**absinthe**. Je ne prends pas même la peine de faire faire des frictions.

Ce qu'il y a de curieux, c'est qu'après cinq à six verre à bordeaux d'**absinthe**, peu de malades sont ivres et sont sauvés; ils se réveillent guéris. Si le malade ne consent pas à boire assez pour faire revenir le pouls, il est perdu. L'**absinthe** prise avant la réaction ne fait jamais de mal. Il faut cependant ne pas en donner trop à la fois, de peur de dépasser trop la dose nécessaire et de produire une réaction trop forte. Mais en la donnant par verres à bordeaux, il n'y a rien à craindre, si l'on s'arrête à la renaissance du pouls. Il faut bien veiller le pouls, car souvent après avoir reparu il cesse, et l'**absinthe** n'étant pas encore suffisante pour vaincre la maladie, bien qu'elle ait pu l'arrêter, le froid reprend le dessus si on n'ajoute pas de l'**absinthe**. J'ai vu peu de malades mourir dans la période de réaction. Après le recouvrement du pouls, si le malade se plaint du mal de tête, il faut lui mettre sur la tête des compresses d'eau vinaigrée. Caron dit que le choléra se change facilement en fièvre cérébrale, et je ne l'ai jamais rencontré. J'ai vu 5 ou 6 malades mourir faute de pouvoir uriner; c'est pour moi le plus mauvais symptôme; je ne sais que faire dans ce cas; tous les malades que j'ai vu dans ce cas sont morts. L'impuissance d'uriner arrive généralement à ceux qui meurent. Il ne faut pas perdre de temps pour administrer l'**absinthe**, car une maladie qui peut tuer une forte personne dans une heure, marche vite; et plus on tarde, plus il sera difficile de produire la réaction. Il y a des malades qui refusent de boire, parce que, disent-ils, ils ressentent une chaleur extrême dans l'estomac. Ils veulent de l'eau, mais l'eau presque toujours les altère davantage, et ils meurent ; tandis que l'**absinthe**, la plupart du temps, leur enlève la chaleur et la soif. Si le malade avait trop soif après la réapparition du pouls, on pourrait lui faire boire de l'eau dans laquelle on aurait battus des blancs d'œuf; la soif disparaît vite.

Voilà, cher Monsieur, les renseignements que je suis heureux de vous exposer. Du reste vous qui avez été à Soctrang, vous devez y avoir entendu parler de la méthode du Père Janin, pour traiter les cholériques par l'**absinthe**.

Excusez ma longueur et mon griffonnage, ce qui me console, c'est que vous ne lirez ces notes que si vous voulez bien, et puis vous me les avez demandées, et vous savez combien j'aime à vous être agréable.

Je vous prie d'agréer, bien cher Monsieur, les sentiments dévoués de votre ancien ami.

JANIN,
Provicaire apostolique à Sadec.

Paris. Typ. Cellarius, 22, rue de l'Hôtel-Colbert

www.ingramcontent.com/pod-product-compliance
Ingram Content Group UK Ltd.
Pitfield, Milton Keynes, MK11 3LW, UK
UKHW021028200726
13857UKWH00004B/1652